Pugazhnethan Thangaraju
Sajitha Venkatesan

Novos conceitos farmacológicos de gestão do eritema nodoso leproso

Pugazhnethan Thangaraju
Sajitha Venkatesan

Novos conceitos farmacológicos de gestão do eritema nodoso leproso

Abordagem hipotética

Imprint

Any brand names and product names mentioned in this book are subject to trademark, brand or patent protection and are trademarks or registered trademarks of their respective holders. The use of brand names, product names, common names, trade names, product descriptions etc. even without a particular marking in this work is in no way to be construed to mean that such names may be regarded as unrestricted in respect of trademark and brand protection legislation and could thus be used by anyone.

Cover image: www.ingimage.com

This book is a translation from the original published under ISBN 978-3-659-35067-2.

Publisher:
Sciencia Scripts
is a trademark of
Dodo Books Indian Ocean Ltd. and OmniScriptum S.R.L publishing group

120 High Road, East Finchley, London, N2 9ED, United Kingdom
Str. Armeneasca 28/1, office 1, Chisinau MD-2012, Republic of Moldova, Europe
Printed at: see last page
ISBN: 978-620-7-66194-7

Copyright © Pugazhnethan Thangaraju, Sajitha Venkatesan
Copyright © 2024 Dodo Books Indian Ocean Ltd. and OmniScriptum S.R.L publishing group

Índice:

Novos conceitos farmacológicos de

Gestão do eritema nodoso leproso

Dr. Pugazhenthan Thangaraju
Dr. Sajitha Venkatesan

RECONHECIMENTOS

É com grande prazer que agradeço a todas as pessoas que me orientaram e ajudaram a realizar este trabalho.

Tenho a grande sorte de ter como guia o Dr. Showkath Ali, diretor do Cltri, um professor com imensos conhecimentos, paciência e uma atitude terra a terra. A sua análise incisiva e a supervisão constante do meu trabalho, juntamente com o seu encorajamento, permitiram-me concluir este trabalho sobre a hipótese.

É de facto um motivo de orgulho ter como co-orientador o Dr. Durai, Diretor Adjunto do CLTRI, um professor com vastos conhecimentos e experiência. Estou grato aos meus co-orientadores Dr. v. c. Giri, Dr. Vijay Bhagat, Dr. subhangi CLTRI Chengalpattu pela sua valiosa orientação. As suas sugestões e orientações desempenharam um papel importante na realização deste trabalho.

É, de facto, um grande prazer agradecer ao Sr. Vijayakrishnan B, Shri T. Eswaran, Dr. Hosanna, Dr. Saravanan, Sr. Rajendran, cujas inestimáveis sugestões e experiências me guiaram ao longo de todo o processo.

Aproveito esta oportunidade para agradecer a todos os meus superiores, amigos e colegas pela sua ajuda, generosidade, ideias estimulantes e críticas construtivas que me enriqueceram durante a realização deste trabalho, bem como durante todo o meu mandato no departamento.

Estendo os meus sinceros agradecimentos a todos os funcionários do departamento, especialmente ao Sr. Rajendran, bibliotecário, pela sua cooperação e assistência, que conduziram à conclusão sem problemas deste projeto. Por último, mas não menos importante, agradeço a todos os amigos (pessoas afectadas pela lepra) que foram os principais produtores destas ideias e sem os quais este livro não teria sido possível.

Dr. Pugazhenthan T

Os meus sinceros agradecimentos

À minha querida esposa, ao meu filho maroto Dharun venkatraj, ao meu pai e à minha mãe, ao meu sogro e à minha sogra, aos meus irmãos T.eswaran, T.Tamilselvan e Vinod Rosario pelo seu enorme apoio na conclusão deste livro sobre novos conceitos de farmacologia na gestão de uma doença estigmatizada, a lepra

Capítulo 1

Metformina no tratamento do Eritema Nodoso Leproso crónico recorrente moderado a grave .

Introdução:

O eritema nodoso leproso (ENL) ou reação leprosa de tipo 2 é uma atividade imunológica grave e difícil de gerir observada na lepra borderline intermédia (BL) e na lepra lepromatosa polar (LL). Isto causa aos doentes um enorme sofrimento, uma vez que a doença persiste durante mais de anos. A ENL apresenta-se como episódios agudos múltiplos ou crónicos. [1,2] Num grande estudo de coorte realizado na Índia, menos de 10% dos doentes tiveram apenas um único episódio de ENL, enquanto cerca de 62,5% tiveram ENL crónica.[2] As várias manifestações do ENL incluem o envolvimento generalizado, cutâneo e dos nervos periféricos. As manifestações cutâneas são culturas generalizadas de nódulos e pápulas inflamadas eritematosas, superficiais ou profundas, que desaparecem periodicamente.[3] Também foram descritas formas ulceradas, necróticas, pustulosas e bolhosas (Figura 1, 2). Alguns nódulos provocam fibrose e cicatrizes. [3] A neurite apresenta nervos dolorosos e dilatados, com comprometimento funcional. A doença sistémica generalizada inclui febre alta e prostração devido à ativação do complemento mediada pelo complexo imunitário. Trata-se de um tipo de reação de Arthus tipo III (Quadro 1) com sintomas generalizados a todo o sistema corporal com espetro ligeiro e grave (Quadro 2). O envolvimento ocular sob a forma de irite e episclerite pode ocorrer nalguns casos e pode ameaçar a visão. Outras características como a dor, a fotofobia e o lacrimejo podem estar ausentes, tal como noutras inflamações bacterianas do olho.[3] A orquite, a linfadenopatia, a organomegalia, o envolvimento das articulações, a dactilite e a sensibilidade óssea na tíbia são características bem reconhecidas e documentadas do ENL. O tipo crónico é difícil de tratar no contexto periférico e necessita sempre de ser encaminhado para centros terciários ou superiores. Considera-se que a redução de 1 log de bacilos levará 1 ano para que os bacilos sejam eliminados e, na maioria dos casos, a gravidade do ENL correlaciona-se com este índice bacilar. Esta cronicidade tem um impacto no estado psicológico dos doentes com reação à lepra, o que agrava ainda mais as condições existentes.

Tabela 1: Características das reacções de tipo 2

Sinais	Tipo 2

Tipo de reação	Anticorpo antigénio (complexo imune), reação
Inflamação da pele	Aparecem nódulos cutâneos/subcutâneos vermelhos, dolorosos e sensíveis (não associados a manchas de lepra). O ENL pode aparecer geralmente na face, nas superfícies extensoras dos braços e das pernas.
Envolvimento dos nervos	Os nervos podem ser afectados
Estado geral (sintomas constitucionais)	Pobre, com febre proeminente e mal-estar geral
Envolvimento dos olhos	Ocorre doença ocular interna (irite, irido-ciclite) e observam-se nódulos lepromatosos.
Outros órgãos/tecidos	Pode ser afetado

Table 2: **Diferenças entre reação ligeira e grave**

Reação ligeira de tipo 2	

Culturas intermitentes de poucos ENL
Os nervos não são afectados
Febre ligeira (inferior a 0,5 ºC) pode ou não estar presente Nenhum outro órgão envolvido

ENL vermelhos, dolorosos, múltiplos/inumeráveis nas culturas Dor ou sensibilidade num ou mais nervos com ou sem perda da função nervosa
ENL que se torna ulcerado (ENL necroticans) Acompanhado de febre alta (>1OOoF) Dor e/ou vermelhidão dos olhos com ou sem perda de acuidade visual (Envolvimento do olho)
Sintomas generalizados com inchaço doloroso das pequenas articulações com febre ENL recorrente (mais de quatro episódios num ano)
Reação clinicamente ligeira que não responde aos AINE e/ou no prazo de 2-4 semanas. Aumento dos gânglios linfáticos/testes com dor ou sensibilidade Envolvimento de outros órgãos vitais como rins, fígado, medula óssea, endocárdio, etc.

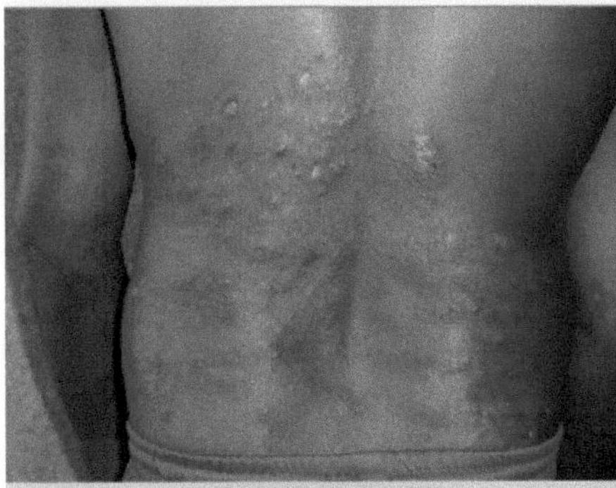

Figura 1: Lesões nodulares múltiplas com algumas ulcerações

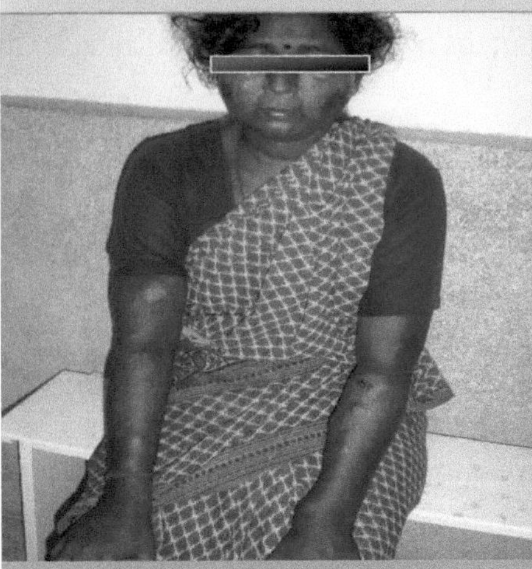

Figura 2: Nódulos múltiplos em ambos os membros superiores com lesões ulcerativas na face.

Marcadores serológicos no ENL:

Os vários marcadores serológicos nas reacções de ENL tipo 2 são TNF-a, IL-6, IL-7, IL-17F, MMP-9, CCL-11, PGL-1 e AGP[3] .

Fator de necrose tumoral alfa (Tnf-a) no ENL:

Episódios inflamatórios de ENL em pacientes com hanseníase apresentam níveis aumentados de TNF-a em seus soros.[4-6] O TNF-a actua como uma molécula importante no processo de manifestações inflamatórias e na causação de dano tecidual em pacientes reactivos. Em vários estudos, foi demonstrado que as células destes doentes libertam grandes quantidades de TNF-a quando estimuladas *in vitro*.[7,] 8 Foi identificado um aumento da expressão do ARNm do TNF-a e da proteína TNF-a nas lesões de ENL.[9] O TNF-a tem diversos efeitos biológicos no início ou na amplificação da lesão tecidular na reação da lepra. O TNF-a também foi postulado como mediador dos danos nos nervos na neurite da lepra. [10] Sampaio et al também documentaram o papel do TNF-a nas reacções do ENL.[11]

Tratamento atualmente disponível para o ENL:

Os principais objectivos do tratamento do ENL centram-se no controlo da inflamação, no alívio da dor e na prevenção de novos episódios.[12] Os casos ligeiros são tratados com aspirina e paracetamol (Figura 3). Nos casos moderados e graves, a base do tratamento são os corticosteróides (Figura

3). O corticosteroide mais comummente utilizado é a prednisolona oral. O

esteroide é iniciado na dose de 40-60 mg /dia até um máximo de 1

mg/kg/peso corporal (Quadro 3). A dose é reduzida regularmente com a

melhoria dos sintomas até 5 mg e interrompida quando a reação

desaparece. A maioria dos doentes necessita de vários cursos de

prednisolona devido à história natural da doença.[2] Em caso de dependência

de esteróides ou de complicações induzidas por esteróides, é utilizada a

clofazimina. A clofazimina (Quadro 3) é um corante que actua tanto como

agente anti-inflamatório como antimicrobiano. Mas tem um início de ação

lento.[13] A clofazimina numa dose até 300 mg por dia pode ser

administrada para o controlo do ENL. Esta dose mais elevada não deve ser

mantida durante mais de 12 meses.

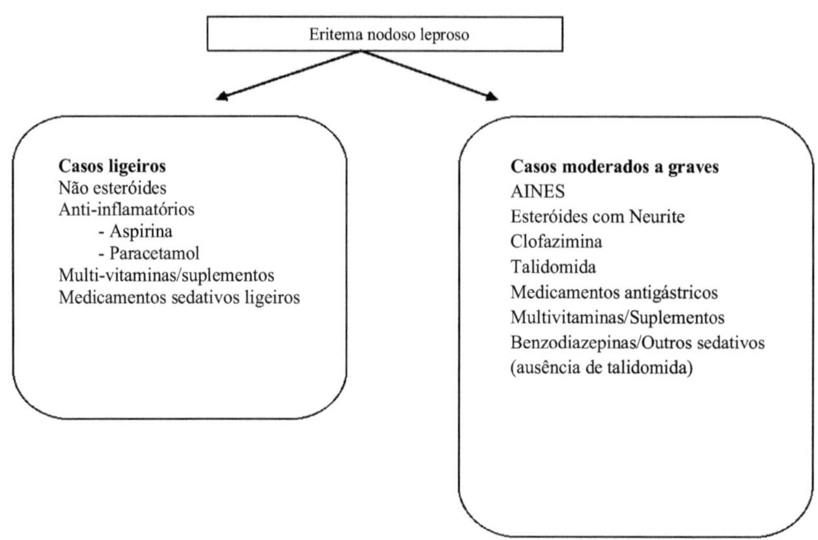

Figura 3: Fluxograma

Cortesia: Directrizes da OMS/Directrizes do PNL

O próximo medicamento importante e altamente eficaz é a talidomida. A talidomida, em monoterapia ou em combinação com esteróides, é muito eficaz no tratamento de casos moderados a graves de ENL (Quadro 4). Tem um início de ação rápido, tal como os esteróides. O seu efeito benéfico como anti-inflamatório deve-se à sua propriedade anti-TNF.[14]

Tabela 3: Esquema de esteróides e fármacos de adição em ENL:

Regime de prednisolona	Adicionado com clofazimina em ENL (reação de tipo 2)
40 mg D.O. nas primeiras 2 semanas 30 mg D.O. nas semanas 3 e 4	Uma cápsula (lOOmg) 3 vezes por diax 4 semanas

Regime de prednisolona	Adicionado com clofazimina em ENL (reação de tipo 2)
20 mg D.O. nas semanas 5 e 6 15 mg D.O. nas semanas 7 e 8	Uma cápsula (1OOmg) 2 vezes por dia x 4 semanas seguintes
10 mg D.O. nas semanas *9 e* 10 5 mg D.O. nas semanas 11 e 12	Uma cápsula (1OOmg) uma vez por dia x terceiro mês

Quadro 4: Dados sobre a talidomida

Drogas	Indicações	Dosagem
C. Talidomida	1. em mulheres pós-menopáusicas e homens com ENL grave. 2. doentes dependentes de esteróides / não responsivos à Clofazimina 3. Pacientes com contra-indicações para esteróides e Clofazimina. 4. doentes com complicações induzidas por esteróides.	Monoterapia (não na neurite) 400mg /dia, A dose máxima deve ser à noite na apresentação inicial. A dose é reduzida consoante a resposta clínica do doente. C.TLD 100mg TDS X 1 Mês (aumentado / reduzido) de acordo com a resposta C.TLD 100mg BD X 1 mês (aumentado / reduzido) de acordo com a resposta C.TLD 100mg OD X 1 Mês (aumentado / reduzido) de acordo com a resposta. Últimos dias alternativos e três vezes por semana e semanalmente uma vez e parou (Tapering é baseado apenas na satisfação dos pacientes)

O tratamento com talidomida tem sido útil para reduzir as necessidades de prednisolona dos doentes com ENL crónico.[15] Devido ao seu potencial teratogénico, a talidomida deve ser utilizada com extrema precaução no grupo em idade reprodutiva. O programa System for Thalidomide Education and Prescribing Safety (STEPS), adotado pela USFDA, tem sido útil na prevenção de gravidezes em mulheres que tomam talidomida.[16]

Os medicamentos que foram experimentados no tratamento do ENL com resultados insignificantes no controlo da reação foram

Pentoxifilina: A pentoxifilina, apesar de não ser clinicamente superior à talidomida, pode representar um tratamento alternativo seguro para os doentes com ENL contra-indicados pela talidomida. [17]

Azatioprina: A azatioprina, numa rapariga solteira de 15 anos com lepra lepromatosa que teve ENL recorrente durante 2 anos, parece ser um medicamento eficaz e seguro para prevenir recorrências de ENL sem efeitos secundários da terapêutica. [18]

Metotrexato: Relato de um caso de reação ENL grave resistente/dependente de esteróides que foi tratada com metotrexato e prednisolona. A ação sinérgica de ambos os medicamentos fez com que estas combinações fossem preferidas na ausência de outros agentes utilizados no tratamento de reacções graves.[19]

zinco oral: O efeito do zinco oral foi estudado clinicamente em 40 doentes de lepra com ENL crónico recorrente que receberam sulfato de zinco oral durante um período de quatro meses. Nestes doentes, observou-se uma melhoria acentuada na frequência, duração e gravidade variável das reacções, com uma redução acentuada da necessidade de esteróides. A partir deste estudo, verificou-se que o zinco pode ser um bom substituto no tratamento anti-reação. [20]

Infliximab: Uma vez que o TNF-a contribui para a patogénese do eritema nodoso hansénico em humanos com níveis aumentados, o bloqueio do TNF-a é considerado como uma alternativa terapêutica numa mulher com eritema nodoso hansénico grave que não tenha respondido às terapias padrão com talidomida e pentoxifilina .21

Inibição do TNF alfa:

O mecanismo mais importante pelo qual os esteróides e a talidomida actuam é através da inibição do fator de necrose tumoral (TNF) alfa, que se encontra em níveis elevados na inflamação observada nas reacções ENL.

Hipóteses:

A nossa hipótese é que a utilização de metformina pode reduzir a inflamação na reação do ENL e permitir a recuperação precoce dos doentes sem efeitos adversos importantes dos medicamentos.

Metformina para ENL:

A metformina é um fármaco euglicémico oral do grupo das biguanidas utilizado no tratamento da diabetes de tipo 2 e da doença dos ovários poliquísticos (PCOD).[22] Para além do seu efeito antidiabético, a metformina tem-se revelado uma potencial estratégia medicamentosa para o tratamento de doenças relacionadas com a inflamação.[23-26]

A metformina num modelo de encefalomielite autoimune experimental (EAE) ajuda a restringir a infiltração de células mononucleares no sistema nervoso central, regulando assim a expressão de citocinas pró-inflamatórias, nomeadamente *IFN-y*, *TNF-a*, IL-6, IL-17 e NO sintase induzível (iNOS), metaloproteinase 9 da matriz e quimiocina que foi efetivamente encontrada aumentada no ENL, conforme identificado como marcador serológico.[23]

A metformina atenua significativamente a resposta pró-inflamatória induzida pelo lipopolissacárido, tanto no modelo in vivo como no modelo in vitro. [24]

A metformina, como fármaco antidiabético, está disponível no mercado há várias décadas, com boa adesão e perfil de segurança. A dose utilizada também varia entre 250 mg OD e um máximo de 2500 mg por dia em doses divididas (Quadro 2). Assim, a metformina pode ser utilizada com um mínimo de efeitos secundários durante um longo período, com doses adequadas de acordo com as necessidades e a resposta dos doentes. Devido ao seu perfil de segurança e ao facto de estar indicada na maioria da população, pode ser um medicamento mais adequado para controlar a inflamação no ENL. Além disso, a metformina pode ser utilizada como monoterapia ou em combinação com doses baixas de esteróides em doentes que tomam doses elevadas. Também nos diabéticos com reacções de ENL, a metformina pode ser utilizada simultaneamente para tratar a diabetes e as inflamações.

Problemas com os medicamentos atualmente disponíveis:

É necessária uma duração mais longa para o tratamento da reação de ENL, que varia de vários meses a alguns anos. Os fármacos mais comuns utilizados para o ENL são os esteróides (prednisolona), a talidomida e o clofazimen, como já foi referido. Os esteróides são bem conhecidos pelas suas complicações a longo prazo[27] , como mostra o quadro 5. O problema com o clofazimen é a sua ação mais lenta, como mencionado acima, e a hiperpigmentação que causa sofrimento mental e tendência suicida documentada na literatura. A talidomida, quando usada por períodos curtos, apresenta efeitos secundários mínimos a moderados. Mas deve ter-se cuidado, mesmo durante períodos curtos, nos grupos em idade reprodutiva de ambos os sexos devido à sua tetrogenecidade e infertilidade. Mas se for continuado por um período mais longo, observam-se efeitos adversos importantes como neuropatia periférica, hipotensão, por vezes arritmia[28-30] (Quadro 5). Atualmente, não existe nenhum medicamento capaz de inibir o TNF com efeitos secundários mínimos durante um período mais longo.

Tabela 5: Comparação da metformina com a prednisolona e a talidomida:

	PREDNISOLONA [27]	TALIDOMIDA [28-30]	METFORMINA [31-33]
Mecanismo de Ação (Como anti-inflamatório)	Inibição do TNF - alfa e de outras citocinas		
Dosagem	1 mg/kg/peso corporal ou 40-60mg/dia	300mg/dia	250 -2500 mg
Meio biológico Vida	2-3 horas	5-7,5 horas	4-8,5 horas
Potencial grave Efeitos adversos (longa duração)	Retenção de líquidos Catarata Diabetes Osteoporose Prejudicar a cicatrização Doença mental documentada	Neuropatia periférica Venoso tromboembolismo Carcinogenicidade No grupo etário reprodutivo - teratogenicidade	Acidose láctica (doentes com insuficiência renal)

Gravidez Categoria -EUA	C	X	B
Precauções	Diabetes conhecida, hipertensão,	A gravidez, Idade reprodutiva	Na insuficiência renal.
	esofágico/gástrico doenças.	grupos, ambos os sexos.	
Acompanhamento	Parecer de oftalmologia, investigação da osteoporose, acompanhamento de diabéticos, investigação da tensão arterial.	Fisioterapia para a neuropatia periférica, revisão ginecológica no grupo em idade reprodutiva, principalmente tratamento hospitalar em mulheres.	Não há muita investigação especial. Hemograma completo de Routiene.

Efeito adverso da metformina[31-33] :

Com a metformina, os efeitos adversos são mínimos, o que é habitualmente observado com quaisquer outros medicamentos em doentes susceptíveis. A intolerância gastrointestinal sob a forma de dor abdominal, flatulência e diarreia ocorre com bastante frequência. Estes efeitos são, na sua maioria, transitórios e desaparecem quando a dose de um medicamento é reduzida ou administrada juntamente com as refeições. A redução da absorção de vitamina B12 é evidenciada em cerca de 10-30% dos doentes a quem é prescrita metformina. Esta deficiência está raramente associada a anemia megaloblástica. Outros efeitos adversos importantes, como a vasculite leucocitoclástica, a pneumonite alérgica, a iterícia colestática e a anemia hemolítica, são altamente esporádicos. A hipoglicemia é muito pouco frequente com a monoterapia com metformina em diabéticos.

Avaliação da hipótese:

A metformina como anti-inflamatório (inibição do TNF-alfa) - Em culturas celulares:

Muitos estudos in vitro (Quadro 3) comprovaram a ação anti-inflamatória da metformina, centrando-se na inibição do TNF-alfa. Estes efeitos inibitórios foram mediados por diferentes vias. As várias vias que mostram a inibição do TNF-alfa são a via de sinalização mTOR em queratinócitos humanos na psoríase[34] , a ativação da indução de ATF3 em macrófagos murinos[35] , a inibição do fator 1 de resposta precoce ao crescimento em monócitos humanos[36] e a inibição do fator nuclear kappa B através da ativação da proteína quinase AMPA em células endoteliais vasculares.[37]

Em experiências com animais:

Muitos estudos in vivo (Quadro 6) também demonstraram o papel inibidor da metformina no fator de necrose tumoral alfa, reivindicando o seu papel anti-inflamatório. Vários estudos mostram efeitos anti-inflamatórios, nomeadamente o estudo do modelo do rato Wistar, em que a disfunção ventricular esquerda ocorre devido à inflamação do enfarte do miocárdio[38] , a artrite autoimune murina[39] e a endotoxemia 40 ratos.[40]

Tabela 6: Evidências in vivo e in vitro:

S.N.	Tipo de Estudo	Estudos	Inferência
1.	In vitro	Liu Y et al, 2015 [34]	A metformina diminui o TNF-alfa produção
		Kim J et al , 2014 [35]	
		Arai M et al, 2010 [36]	
		Hattori Y et al, 2006 [37]	
2.	In vivo	Soraya H et al, 2014 [38]	

| | | Kang KY et al, 2013
[39] | |
| | | Tsoyi K et al, 2011 [24] | |

Estudos clínicos:

Nos últimos anos, muitos estudos clínicos (tabela 7) demonstraram o papel inibitório da metformina sobre o TNF alfa quando administrada em monoterapia[41,43,45-48] . Esta ação da metformina na inibição do TNF e de outras interleucinas subsequentes encontra o seu caminho no tratamento da condição inflamatória crónica na lepra e na reação, se for devidamente experimentada.

A metformina em combinação com outros medicamentos, nomeadamente a pioglitazona e a sinvastatina, também inibe os mediadores inflamatórios como um efeito sinergético.[42,44] Os resultados mostraram também um potencial inibitório direto em relação à dose e à duração.

Tabela 7: Estudos clínicos que demonstram a ação inibidora da metformina no TNF alfa:

S.N.	Estudos	Calças de participaç ão	Duração (meses)	Grupo de intervenção	Valor de Tnf-Alpha (Pg/ml)

					LINHA DE BASE	FIM
1.	Lund SS et al, 2008 [40]	88	4	Metformina	3.23+-1.62	3.04+1.35
2.	Derosa G et al, 2010 [41]	74	12	Metformina+pioglitazona	4.0+-1.4	3.0+0.5
3.	Derosa G et al, 2012 (ng/ml) [42]	83	12	Metformina	2.2+-0.8	2.0+0.6
4.	Krysiak R et al, 2012 [43]	29	3	Metformina+simvastatina	314+-35	240+40
5.	McCoy RG et al, 2012 [44]	12	3	Metformina	1.40+-0.55	1.26+0.51
6.	Yu S et al, 2012 [45]	41	6	Metformina	16.29+-2.1	9.56+1.7
7.	Derosa G et al, 2013 (ng/ml) [46]	87	12	Metformina	2.3+-1.0	1.5+0.4
8.	Xu W et al,2015 [47]	21	3	Metformina	Reduzido	

Os valores são apresentados como média +- DP.

Discussão:

O ENL ocorre devido à ativação do sistema do complemento mediada pelo complexo imunitário. Em geral, em resposta a vários estímulos, as células imunitárias libertam citocinas pró-inflamatórias e anti-inflamatórias.[48] Os macrófagos são activados por citocinas pró-inflamatórias que promovem a inflamação. As citocinas anti-inflamatórias ajudam a equilibrar o sistema imunitário, prevenindo o efeito perigoso da inflamação causada pelas citocinas pró-inflamatórias.[49,50]

Num estudo realizado por Bobae hyun et al, o nosso medicamento hipotético, a metformina, reduziu a produção de citocinas pró-inflamatórias, nomeadamente IL-ip, IL-6 e TNF-a, de uma forma dependente da dose, inibindo a expressão da proteína e do ARNm. Para além das suas propriedades inibidoras, a expressão proteica das citocinas anti-inflamatórias IL-4 e IL-10 foi também aumentada e mantida pela metformina.[54] Assim, a metformina pode ser utilizada numa reação de ENL com duplo benefício de uma forma dependente da dose.

Os monócitos em circulação são atraídos por quimiocinas e por várias moléculas de adesão, nomeadamente a molécula de adesão intercelular 1, a molécula de adesão celular vascular 1, a E-selectina e a P-selectina, que foram expressas pelas células endoteliais quando estimuladas pelo TNF-a.[52] Ocorre um aumento da resposta inflamatória que é causado por macrófagos derivados de monócitos e células endoteliais vasculares através da libertação de quimioatraentes e citocinas pró-inflamatórias.[51,53] Estas migrações de monócitos do compartimento vascular sistémico para o local da inflamação podem ser inibidas pela metformina.

O fator de transcrição NF-κ B desempenha um papel importante nas respostas inflamatórias. A metformina exerce um efeito anti-inflamatório de uma forma dependente da dose, reduzindo a produção de citocinas pró-inflamatórias através da supressão da fosforilação de IkBa e da translocação de NF-κB p65 do citosol para o núcleo.[54] Na gravidez, a metformina também pode ser utilizada com segurança.

A prednisolona e a talidomida têm sido utilizadas no ENL para controlar as manifestações clínicas. Devido aos seus efeitos secundários importantes, a utilização de fármacos alternativos para o tratamento do ENL que reduzam a produção de TNF parece ser uma abordagem lógica para a gestão da reação. A este respeito, a metformina parece ser segura em todos os grupos etários e pode ser utilizada durante um período mais longo.

Caixa de síntese

Primeira pergunta: O que é que já sabemos sobre o assunto?

O eritema nodoso leproso é uma reação imunológica grave na lepra multibacilar. O principal mediador inflamatório é o fator de necrose tumoral alfa. Os medicamentos atualmente disponíveis são os esteróides, o clofazimen e a talidomida para o ENL moderado a grave. Todos eles são bem conhecidos pelos seus efeitos adversos importantes. Outro fármaco, a pentoxifilina, também apresenta resultados variáveis. Por isso, é altamente essencial procurar um novo medicamento para o tratamento do eritema nodoso leproso crónico recorrente.

Segunda pergunta: O que é que a teoria proposta acrescenta ao conhecimento atual disponível e que benefícios traz?

A metformina é um fármaco que inibe ao máximo o fator de necrose tumoral de uma forma dependente da dose. O fármaco tem sido utilizado há várias décadas com um bom perfil de segurança e efeitos secundários mínimos.

Além disso, pode ser utilizado com segurança no grupo de jovens em idade reprodutiva (mulheres grávidas) em que a talidomida está contra-indicada. As investigações de acompanhamento podem não ser muito necessárias quando o doente está a tomar este medicamento. Podemos ajudar o doente com ENL a curar os seus sintomas de forma segura, o que não se verifica com os medicamentos atualmente disponíveis.

Terceira questão: Entre os numerosos estudos disponíveis, que estudo especial adicional é proposto para testar a ideia?

Atualmente, a metformina não é experimentada em nenhuma doença inflamatória relacionada com a lepra. Esta hipótese encorajará os investigadores neste domínio. Podem ser propostos estudos controlados e aleatórios comparando os vários medicamentos atualmente utilizados com doses variáveis de metformina isolada ou combinada em doentes com ENL para testar a hipótese proposta. Se o tamanho da amostra for reduzido, pode tentar-se efetuar um estudo piloto em locais onde as complicações relacionadas com a lepra são tão frequentes.

DESTAQUES:

1. Os medicamentos atualmente disponíveis para o tratamento do eritema nodoso hansénico (ENL) têm efeitos adversos e sofrimento importantes para os doentes com ENL.

2. A metformina, um conhecido medicamento antidiabético, estava disponível no mercado há várias décadas para a diabetes e para outras indicações na doença dos ovários poliquísticos, com uma boa adesão ao tratamento e com efeitos secundários mínimos, mesmo quando tomada durante períodos mais longos.

3. A hipótese é que a metformina possa gerir reacções ENL moderadas a graves através da inibição máxima do TNF-alfa, que desempenha um papel fundamental na inflamação ENL.

Figura 4: Apresentação esquemática da hipótese.

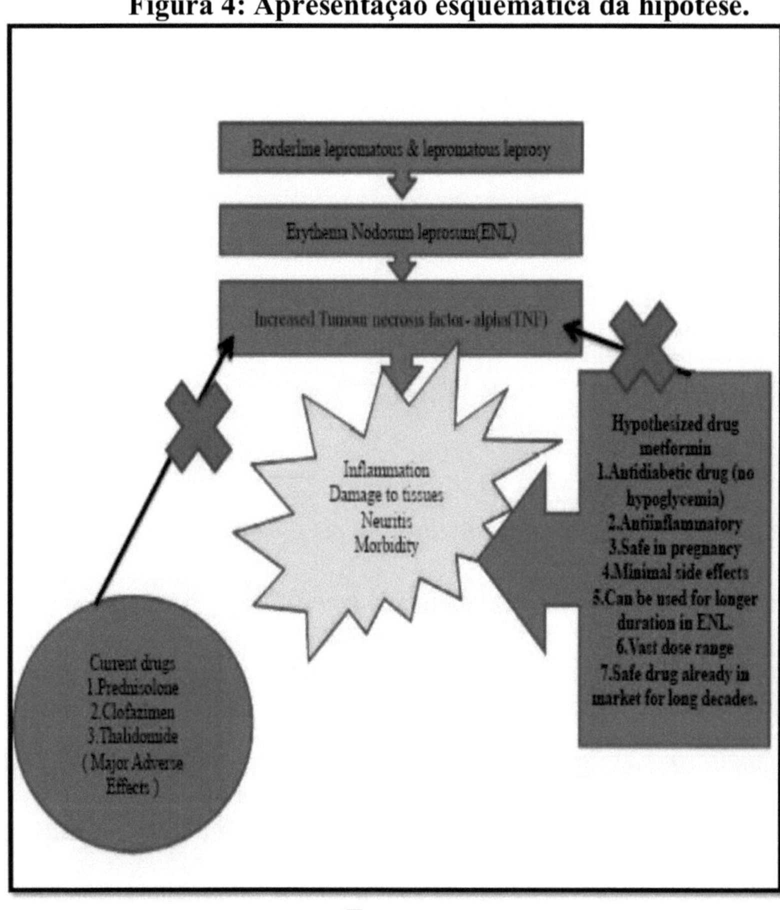

Resumo

O eritema nodoso hansénico (ENL) ou reação de Leprae tipo 2 é uma complicação conhecida que afecta os doentes com lepra lepromatosa e lepromatosa limítrofe. O ENL tem sido considerado como uma doença mediada por um complexo imunitário ou uma reação de hipersensibilidade de tipo III. O ENL foi associado a níveis séricos elevados de fator de necrose tumoral alfa (TNF alfa). A talidomida em cápsulas (TLD) e a prednisolona oral sistémica são os dois medicamentos atualmente eficazes para o tratamento do ENL através da inibição do TNF. Os benefícios da utilização da metformina em relação aos fármacos atualmente disponíveis são o seu perfil de segurança, disponível no mercado há décadas, pode ser administrada com segurança em mulheres grávidas, uma vasta gama de seleção de doses e sem necessidade de investigações especiais de acompanhamento.Além disso, a metformina pode ser utilizada como monoterapia ou em combinação com doses baixas de esteróides ou em doentes diabéticos com ENL. Esta hipótese encorajará os investigadores no domínio da lepra a experimentar um medicamento seguro.

Palavras-chave

Hanseníase, Eritema nodoso hansênico, TNF-Alfa, Efeitos adversos importantes, Metformina.

Capítulo 2

Combater os factores de stress mental para a prevenção da recorrência

das reacções à lepra.

Introdução:

A ocorrência de reacções leprosas é o maior problema no tratamento dos doentes de lepra. Estas reacções imunológicas são as consequências da natureza dinâmica da resposta imunitária que podem ocorrer pela primeira vez antes, durante ou após a conclusão da terapêutica com múltiplos fármacos [1]. [Os factores precipitantes mais comuns, bem estabelecidos na literatura, incluem vacinações, infecções, o início da terapêutica com múltiplos medicamentos (PQT) e componentes de stress mental.[2,3] Normalmente, o papel do stress psicológico não é muito avaliado na gestão das reacções à Lepra.

Depressão e ansiedade na hanseníase:

Muitos estudos também mostram a prevalência de estados depressivos e de ansiedade generalizada em pacientes com hanseníase que também corriam o risco de desenvolver reações à lepra durante o curso de sua doença. Estas condições devem-se ao estigma social associado aos doentes de lepra, o que torna este espetro de doenças completamente diferente de outros aspectos das condições psiquiátricas no contexto geral. Ainda assim, os doentes de lepra eram socialmente isolados e viviam em colónias de reabilitação e de lepra na maioria dos hospitais de lepra e nas suas imediações. A depressão é a perturbação psiquiátrica mais comum encontrada nos doentes de lepra devido ao diagnóstico da doença e às reacções que sofrem, o que os coloca ainda sob stress mental. A deteção e o tratamento precoces de perturbações psiquiátricas em doentes recém-diagnosticados, doentes antigos com hanseníase e doentes com reação à lepra constituem uma medida psicoterapêutica e farmacoterapêutica poderosa. Definitivamente, um sistema de saúde integrado ajudará e beneficiará estes amigos da lepra. [4'8]

Estado mental dos doentes com reação à lepra:

Poucos dos estudos supramencionados excluíram os doentes com reação na verificação do estado mental. Um dos estudos também recomendou a terapia cognitivo-comportamental e a psicoterapia como uma abordagem aos cuidados de saúde mental. [9] No entanto, esta abordagem é questionável no caso das reacções à lepra, uma vez que o doente não estará em condições de perceber a terapia. Recentemente, a hipnoterapia foi experimentada como uma abordagem preliminar em doentes com reacções, o que mostrou alguma resposta positiva, mas é difícil padronizar os métodos para tipos de reacções à lepra com gravidade variável.[11] O tratamento atual para as reacções só é iniciado depois de as reacções começarem nos doentes. Não existe muita informação sobre a gestão das reacções em relação ao aspeto psicológico/mental/ansiedade da doença na OMS ou na NLEP.

Fisiologia dos stressores mentais:

Está bem estabelecido que os factores de stress mental em doentes com reacções activam duas vias neurais principais, sendo uma delas o eixo hipotálamo-hipófise-adrenal e a outra o sistema autónomo, em particular o sistema nervoso simpático, produzindo inflamação neurogénica[10]. Sendo a pele um componente importante do sistema neuro-imuno- cutâneo-endócrino estabelecido, as perturbações emocionais reflectidas pela ansiedade e pelo sofrimento psicológico podem alterar o estado imunológico do indivíduo, conduzindo a reacções de Lepra.[11]

Alvos de medicamentos:

Assim, um grupo de medicamentos que visem estes factores de stress mental pode ser uma boa estratégia para evitar a ocorrência de reacções recorrentes e para quebrar o ciclo viscoso que desencadeia estas recorrências (Figura 1). Isto ajuda os doentes a não se exporem frequentemente aos efeitos nocivos dos medicamentos anti-reacções, que têm efeitos adversos importantes.

Inibidores selectivos da recaptação da serotonina (SSRI):

A este respeito, os inibidores selectivos da recaptação da serotonina (ISRS) podem ser uma boa intervenção farmacológica na prevenção da recorrência de reacções de lepra. No cérebro, as mensagens neuronais são transmitidas através de um pequeno espaço entre as células chamado sinapse química. Existem dois tipos de regiões, nomeadamente as regiões/células pré-sinápticas e pós-sinápticas. A célula pré-sináptica que recebeu o sinal liberta o neurotransmissor serotonina no espaço juncional. A serotonina é então reconhecida pelos respectivos receptores de serotonina na superfície da célula pós-sináptica recetora, que, por sua vez, após esta estimulação, retransmite o sinal. Assim, cerca de 10% da serotonina perde-se neste processo e os restantes 90% são libertados dos receptores pós-sinápticos e, mais uma vez, levados pelos transportadores de monoaminas para os neurónios pré-sinápticos através de um processo denominado recaptação. Os SSRIs inibem a recaptação da serotonina. Assim, como resultado da inibição da recaptação, uma grande quantidade de serotonina permanece no espaço sináptico e ajuda a estimular repetidamente os receptores pós-sinápticos

Os SSRI são um grupo de antidepressivos, frequentemente prescritos para a depressão e para a perturbação de ansiedade generalizada, porque são seguros e bem tolerados.[12-14]

SSRI's - Anti-inflamatórios:

As propriedades anti-inflamatórias dos SSRI foram inicialmente realizadas em células do sistema imunitário periférico. Mais tarde, verificou-se que estes medicamentos também exercem efeitos anti-inflamatórios na microglia, que é considerada a principal célula do SNC que regula e responde a vários factores inflamatórios. Um estudo realizado por Tynan[15] et al avaliou a capacidade de cinco SSRI diferentes, nomeadamente a fluoxetina, a sertralina, a paroxetina, a fluvoxamina e o citalopram, juntamente com um outro grupo de fármacos SNRI, e verificou que estes suprimem as respostas microgliais a um estímulo inflamatório. Este estudo também examinou a sua capacidade de alterar o fator de necrose tumoral-a (TNF-a) e descobriu que os SSRIs inibiam potentemente o TNF-a microglial, sugerindo que os antidepressivos têm eficácia terapêutica devido às suas propriedades anti-inflamatórias. Além disso, como as evidências recentes também se acumulam com os SSRIs para os seus benefícios anti-inflamatórios adicionais[16] , poderia ser uma boa estratégia terapêutica para tratar tanto o stress mental como as inflamações de reação.

Nas reacções à lepra, os SSRIs podem ser iniciados assim que o doente for avaliado e diagnosticado para uma possível depressão, ajudando assim os doentes no tratamento do stress mental, das inflamações e a interromper o ciclo viscoso que contribui para a recorrência.

Atualmente, estamos a acompanhar um doente com ENL crónico recorrente, a quem foi diagnosticada uma depressão moderada e que começou a tomar a medicação SSRI escitalopram, tendo-se verificado alguma evidência clínica de melhoria das reacções.

Mecanismo de ação dos SSRI:

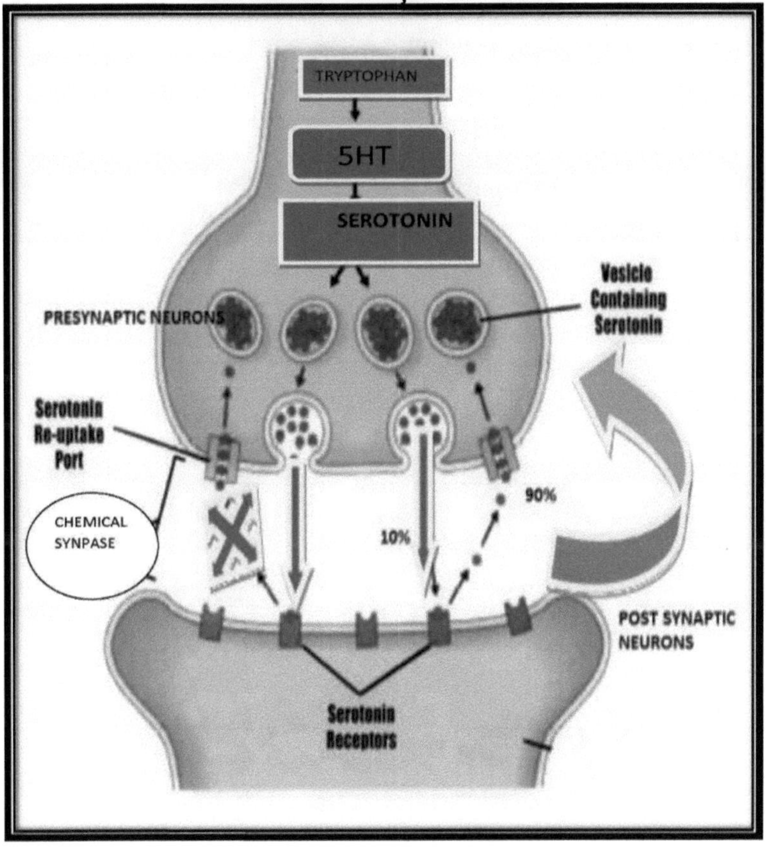

5HTP- 5 Hidroxitriptamina; 10% - Perdido por enzima / pós-recetor; 90% - Captação por **Transportador de monoamina**

Medicamentos SSRI

Tipo e exemplos	Ação(ões)	Efeitos indesejados	Risco de overdose	Farmacocinética
Captação de monoaminas I	inibidores			
(1) SSRIe	Todos altamente **selectivos** para a 5-HT	**Náuseas, diarreia, agitação, insónia, anorgasmia** Inibe o metabolismo de outros medicamentos, **pelo que existe o** risco de interacções	**Baixo risco em caso de sobredosagem**, mas não deve ser utilizado em combinação com inibidores da MAO	
Fluoxetina	Como acima	Como acima	Como acima	Long t_{ia} {24-96 h)
Fluvoxamina	Como acima	Como acima	Como acima	$t_{1/2}$ **18-24h**
Paroxetina	Como acima	Como acima	Como acima	$t_{1/2}$ **18-24h**
Citalopram	Como acima	Como acima	Como acima	$t_{1/2}$ **24-36 h**
Escitalopram	Como acima	Como acima	Como acima	$t_{1/2}$ **24-36 h**
Sertralina	Como acima	Como acima	Como acima	t_{1B} **24-36 h**

Coutersy: Farmacologia Range & Dale (7th Edi)

FIGURA 1: Ativação das principais vias e o ciclo vicioso. Os SSRI

quebram o ciclo vicioso.

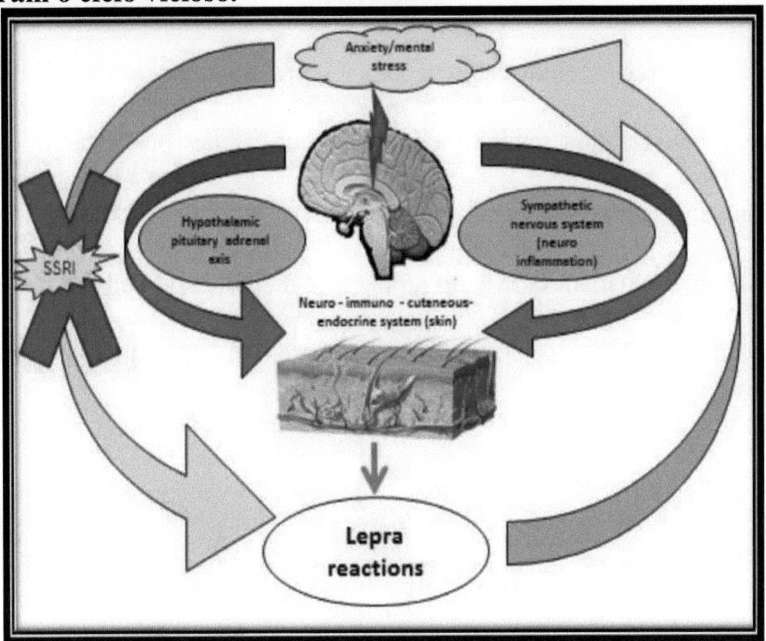

Resumo

O aspeto do stress mental das reacções à lepra é esquecido nas clínicas de rotina. A maioria dos médicos considera que as pessoas estarão sempre deprimidas e ansiosas após o diagnóstico recente e que o simples aconselhamento não ajudará a aliviar o stress mental, o que pode ser verdade no caso dos doentes de lepra que não apresentam quaisquer reacções. O cenário é totalmente diferente no caso dos doentes com reacções de lepra. Estes não estarão em condições de ouvir qualquer conselho ou aconselhamento e estarão concentrados no seu sofrimento devido aos sinais de reacções da lepra. Assim, uma abordagem farmacológica irá ajudá-lo a aliviar a recorrência da reação à lepra, suprimindo o aspeto mental do stress que causa o ciclo viscoso. Os SSRI são um dos alvos para aliviar o componente mental.

Palavras-chave:

Stress mental, reação à lepra, recorrência, SSRI.

Agradecimentos finais a Revista de Leprologia

& Todos os pacientes que autorizaram a publicação das suas fotografias

Referências

Kumar B, Dogra S, Kaur I. Características epidemiológicas das reacções da lepra: 15 years experience from north India. Int J Lepr Other Mycobact Dis 2004;72(2):125-33.

Pocaterra L, Jain S, Reddy R, Muzaffarullah S, Torres O, Suneetha S, et al.Clinical course of erythema nodosum leprosum: an 11-year cohort study in Hyderabad, India. Am J Trop Med Hyg 2006;74(5):868-79.

Pandhi D, Chhabra N. New insights in the pathogenesis of type 1 and type 2 reação à lepra. Indian J Dermatol Venereol Leprol 2013;79(6):739-49.

Sarno EN, Grau GE, Vieira LM, Nery JA. Níveis séricos de fator de necrose tumoral alfa e interleucina-1ß durante os estados reacionais da hanseníase. Clin Exp Immunol 1991;84(1):103-8.

Parida SK, Grau GE, Zahfer SA, Mukherjee R. Serum tumor necrosis fator and interleukin 1 in leprosy and during lepra reactions. Clin Immunol Immunopathol 1992;63(1):23-7.

Foss NB, Oliveira EB, Silva CL. Correlação entre produção de TNF, aumento do nível plasmático de proteína C reativa e supressão da resposta de linfócitos T à concanavalina A durante o eritema nodoso hansênico. Int J Lepr other Mycobact Dis 1993;61(2):218-26.

Sampaio EP, Moreira AL, Sarno EN, Malta AM, Kaplan G. Tratamento prolongado com interferão γ recombinante induz eritema nodoso hansénico em doentes com lepra lepromatosa. J Exp Med 1992;175(6):1729-37.

Sampaio EP, Duppre NC, Moreira AL, Nery JAC, Sarno EN. Desenvolvimento de reação gigante em resposta ao teste cutâneo com PPD em pacientes com hanseníase lepromatosa. Int J Lepr other MycobactDis 1993;61(2):205-13.

Khanolkar-Young S, Rayment N, Brickell PM, Katz DR, Vinayakumar S, Colston MJ, et al. A síntese do fator de necrose tumoral alfa (TNFa) está associada à patologia da pele e dos nervos periféricos das reacções de reversão da lepra. Clin Exp Immunol 1995;99(2):196-202.

Sarno EN, Sampaio EP. Papel das citocinas inflamatórias na lesão tecidual da hanseníase. Int J Lepr 1996;64(4 suppl):S69-S73.

Sampaio EP, Moraes MO, Nery JA, Santos AR, Matos HC, Sarno EN. A pentoxifilina diminui a produção de fator de necrose tumoral-alfa (TNF-a) in *vivo* e *in vitro* em doentes com lepra lepromatosa e eritema nodoso leproso (ENL). Clin Exp Immunol 1998 ; 111(2): 300-8.

Lockwood DN. O tratamento do eritema nodoso leproso: opções actuais e futuras. Lepr Rev 1996;67(4):253-9.

Helmy HS, Pearson JM, Waters MF. Tratamento do eritema nodoso hansénico moderadamente grave com clofazimina - um ensaio controlado. Lepr Rev1971;42(3):167-77.

Tadesse A, Abebe M, Bizuneh E, Mulugeta W, Aseffa A, Shannon EJ. Effect of thalidomide on the expression of TNF-alpha m-RNA and synthesis of TNF-alpha in cells from leprosy patients with reversal reaction. Immunopharmacol Immunotoxicol 2006;28(3):431-41.

Waters MF. Um ensaio duplo cego controlado internamente de talidomida em eritema nodoso leproso grave. Lepr Rev1971;42(1):26-42.

Lary JM, Daniel KL, Erickson JD, et al. O regresso da talidomida: será que os defeitos congénitos podem ser evitados? Drug Saf. 1999;21:161-9.

Sales AM, de Matos HJ, Nery JA, Duppre NC, Sampaio EP, Sarno EN.Estudo duplo-cego da eficácia da pentoxifilina versus talidomida para o tratamento da reação tipo II em hanseníase. Braz J Med Biol Res 2007;40(2):243-8.

Verma KK, Srivastava P, Minz A, Verma K.Role of azathioprine in preventing recurrences in a patient of recurrent erythema nodosum leprosum. Lepr Rev 2006;77(3):225-9.

Kar BR, Babu R. Methotrexate in resistant ENL. Int J Lepr Other Mycobact Dis 2004;72(4):480-2.

Mahajan PM, Jadhav VH, Patki AH, Jogaikar DG, Mehta JM. Terapia oral com zinco no eritema nodoso leproso recorrente: um estudo clínico. Indian J Lepr 1994;66(1):51- 7.

Faber WR, Jensema AJ, Goldschmidt WF. Tratamento do eritema nodoso leproso recorrente com infliximab. N Engl J Med 2006;355(7):739.

Bailey CJ, Turner RC. Metformina. N Engl J Med1996; 334(9): 574-9.

Nath N, Khan M, Paintlia MK, Singh I, Hoda MN, Giri S. Metformin attenuated the autoimmune disease of the central nervous system in animal models of multiple sclerosis. J Immunol 2009;182(12): 8005-14.

Tsoyi K, Jang HJ, Nizamutdinova IT, Kim YM, Lee YS, Kim HJ, et al. A metformina inibe a libertação de HMGB1 em células RAW264.7 tratadas com LPS e aumenta a taxa de sobrevivência de ratinhos endotoxaémicos. Br J Pharmacol 2011; 162(7): 1498-508.

Kalariya NM, Shoeb M, Ansari NH, Srivastava SK, Ramana KV. O medicamento antidiabético metformina suprime a uveíte induzida por endotoxina em ratos. Invest. Ophthalmol Vis Sci 2012; 53(7): 3431-40.

Yuan H, Li L, Zheng W, Wan J, Ge P, Li H, et al.O fármaco antidiabético metformina alivia a lesão hepática fulminante induzida por endotoxina em ratinhos. Int Immunopharmacol 2012; 12(4): 682-88.

Kyle V, Hazleman BL - Tratamento da polimialgia reumática e da arterite de células gigantes. II. Relação entre a dose de esteróides e os efeitos secundários associados aos esteróides. Ann Rheum Dis 1989; 48: 662-66.

Sarno EN, Grau GE, Vieira LM, Nery JA. Níveis séricos do fator de necrose tumoral alfa e interleucina-1 beta durante os estados reacionais da hanseníase .Clin Exp Immunol 1991; 84 (1): 103-8.

Bennett CL, Angelotta C, Yarnold PR, Evens AM, Zonder JA, Raisch DW, et al.Thalidomide- and lenalidomide-associated thromboembolism among patients with cancer. JAMA 2006; 296 (21): 2558-60.

Haas PS, Denz U, Ihorst G, Engelhardt M. Talidomida em doentes consecutivos com mieloma múltiplo: análise de um único centro sobre aspectos práticos, eficácia, efeitos secundários e factores de prognóstico com doses mais baixas de talidomida. Eur J Haematol 2008; 80 (4): 303-9.

Dunn CJ, Peters DH. Metformina. Uma revisão das suas propriedades farmacológicas e utilização terapêutica na diabetes mellitus não insulino-dependente. Drugs 1995; 49 (5): 72149.

Stang M, Wysowski DK, Butler-Jones D. Incidência de acidose láctica em utilizadores de metformina. *Diabetes Care* 1999;22 (6): 925-27.

Rojas LB, Gomes MB. Metformina: um velho mas ainda o melhor tratamento para o diabetes tipo 2. Diabetol Metab Syndr2013;5(1):6

Liu Y, Yang F, Ma W, Sun Q. A metformina inibe a proliferação e citocinas pró-inflamatórias de queratinócitos humanos in vitro através da via de sinalização mTOR. Pharm Biol 2015;1-6.

Kim J, Kwak HJ, Cha JY, Jeong YS, Rhee SD, Kim KR, et al.Metformina suprime a resposta inflamatória induzida por lipopolissacarídeo (LPS) em macrófagos murinos através da indução do fator de transcrição ativador-3 (ATF-3). J Biol Chem 2014; 289(33):23246-55.

Arai M, Uchiba M, Komura H, Mizuochi Y, Harada N, Okajima K. A metformina, um agente antidiabético, suprime a produção do fator de necrose tumoral e do fator tecidular através da inibição da expressão do fator-1 de resposta precoce ao crescimento em monócitos humanos in vitro. J Pharmacol Exp Ther2010 ;334(1):206-13.

Hattori Y, Suzuki K, Hattori S, Kasai K. Metformin inhibits cytokine-induced nuclear fator kappaB activation via AMP-activated protein kinase activation in vascular endothelial cells. Hypertension 2006;47(6):1183-8.

Soraya H, Clanachan AS, Rameshrad M, Maleki-Dizaji N, Ghazi-Khansari M, Garjani A.O tratamento crónico com metformina suprime a sinalização do recetor 4 do tipo toll e atenua a disfunção ventricular esquerda após enfarte do miocárdio.Eur J Pharmacol 2014;737:77-84.

Kang KY, Kim YK, Yi H, Kim J, Jung HR, Kim IJ, et al. A metformina regula a diferenciação das células Th17 e atenua a artrite autoimune murina. Int Immunopharmacol 2013;16(1):85-92.

Lund SS, Tarnow L, Stehouwer CD, Schalkwijk CG, Teerlink T, Gram J, et al.Impacto da metformina versus repaglinida nos marcadores de risco cardiovascular não glicémicos relacionados com a inflamação e a disfunção endotelial em doentes não obesos com diabetes tipo 2.Eur J Endocrinol 2008 ;158(5):631-41

Derosa G, Maffioli P, Salvadeo SA, Ferrari I, Ragonesi PD, Querci F, et al. Efeitos da sitagliptina ou metformina adicionadas à monoterapia com pioglitazona em doentes com diabetes mellitus tipo 2 mal controlada.Metabolismo 2010;59(6):887-95

Derosa G, Ragonesi PD, Carbone A, Fogari E, D'Angelo A, Cicero AF, et al. Ação da vildagliptina sobre alguns níveis de adipocitocinas em doentes diabéticos de tipo 2: um estudo de 12 meses, controlado por placebo.Expert Opin Pharmacother 2012;13(18):2581-91.

Krysiak R, Okopien B. Efeitos anti-inflamatórios sistémicos e supressores de linfócitos da metformina em doses elevadas em doentes tratados com simvastatina com glicemia de jejum alterada.Atherosclerosis 2012 ;225(2):403-7.

McCoy RG, Irving BA, Soop M, Srinivasan M, Tatpati L, Chow L, et al. Efeito da terapia com insulinsensibilizador nos perfis aterotrombóticos e inflamatórios associados à resistência à insulina.Mayo Clin Proc 2012;87(6):561-70.

Yu S, Zhang Y, Li MZ, Xu H, Wang Q, Song J, et al. A quimerina e a apelina estão positivamente correlacionadas com a inflamação em doentes diabéticos obesos de tipo 2. Chin Med J (Engl) 2012;125(19):3440-4.

Derosa G, Carbone A, D'Angelo A, Querci F, Fogari E, Cicero AF, et al. Variações nos biomarcadores inflamatórios após a adição de sitagliptina em pacientes com diabetes tipo 2 não controlados com metformina.Intern Med 2013;52(19):2179-87.

Xu W, Deng YY, Yang L, Zhao S, Liu J, Zhao Z, et al. A metformina melhora o estado pró-inflamatório em pacientes com aterosclerose da artéria carótida através da indução de sirtuína 1. Transl Res 2015; 166(5):451-8.

Dinarello CA. Citocinas pró-inflamatórias. Chest 2000; 118(2):503-8.

Chi H, Barry SP, Roth RJ, Wu JJ, Jones EA, Bennett AM, et al.Regulação dinâmica de citocinas pró- e anti-inflamatórias pela MAPK fosfatase 1 (MKP-1) em respostas imunes inatas. Proc Natl Acad Sci U S A 2006; 103(7):2274-79.

Opal SM , DePalo VA. Anti-inflammatory cytokines. Chest 2000; 117(4): 1162-72.

Kleemann R, Zadelaar S, Kooistra T. Cytokines and atherosclerosis: a comprehensive review of studies in mice. Cardiovasc Res 2008;79(3):360-76.

Skoog T, Dichtl W, Boquist S, Skoglund-Andersson C, Karpe F, Tang R, et al. Plasma tumor necrosis fator-alpha and early carotid atherosclerosis in healthy middle-aged men. Eur Heart J 2002;23(5):376-83.

Mei CL, Chen ZJ, Liao YH, Wang YF, Peng HY, Chen Y.Interleukin-10 inibe a regulação negativa do transportador de cassetes de ligação ATP A1 pelo fator de necrose tumoral alfa em células espumosas derivadas de macrófagos THP-1. Cell Biol Int 2007; 31(12):1456-61.

Hyun B, Shin S, Lee A, Lee S, Song Y, Ha NJ, et al. A metformina regula negativamente a secreção de TNF-a através da supressão de receptores Scavenger em macrófagos. Immune Netw 2013;13(4):123-32.

Pandhi D, Chhabra N. New insights in the pathogenesis of type 1 and type 2 lepra

reação. Indian J Dermatol Venereol Leprol, 2013; 79:739-749

Kar HK, Sharma P. Reacções da lepra. In: Kar HK, Kumar B, editores. Livro de Texto do IAL

da Lepra. 1.ª ed. Nova Deli: Jaypee brothers Medical Publishers (p) LTD; 2010. pp. 269-89.

Pfaltzgraff RE, Ramu G. Lepra clínica. In: Hastings RC, editor. Leprosy. 2ª ed.

Nova Iorque: Churchill Livingstone; 1994. pp. 237-87.

Senturk V, Sagduyu A. Psychiatric disorders and disability among leprosy patients: a

revisão. Turk J Psychiatry, 2004; 15: 236-243.

Leekassa R, Bizuneh E, Alem A. Prevalência de sofrimento mental no ambulatório

de um hospital especializado em hanseníase. Addis Ababa, Etiópia, 2002. Lepr Rev, 2004; 75: 367-375.

Kumar JH, Varghese A. Psychiatric disturbance among leprosy patients. Um

estudo epidemiológico. Int J Lepr Other Mycobact Dis, 1980; 48: 431-434.

Bharath S, Shamasundar C, Raghuram R et al. Morbilidade psiquiátrica na lepra e

Ind J Lepr, 1997; 69: 341-346.

Bharath S, Shamasundar C, Raghuram R et al. Correlatos da morbilidade psiquiátrica em

pacientes com hanseníase. Ind J Lepr, 2001; 73: 217-228.

Tsutsumi A, Izutsu T, Akramul Islam MD, Amed JU, Nakahara

S, Takagi F, Wakai
S.Depressive status of leprosy patients in Bangladesh: association
with self-perception of stigma. Lepr Rev. 2004 Mar; 75(1):57-66.
Harth W, Gieler W, Kusnir D, Tausk FA. In: Clinical
Management in Psychodermatology. Harth W, Gieler W, Kusnir
D, Tausk FA, editores. Berlim, Heidelberg: Springer Verlag;
2009.
Abdul Latheef PT, Najeeba Riyaz. Hypnotherapy: A Useful
Adjunctive Therapeutic Modality in Hansen's Disease (Uma
modalidade terapêutica adjuvante útil na doença de Hansen).
Indian J Dermatol, 2014; 59(2): 166-168.
Garrison GD, Levin GM. Factores que afectam a prescrição dos
antidepressivos mais recentes. Ann. Pharmacother. 2000; 34: 10-
14
Montgomery SA. Eficácia e segurança dos inibidores selectivos
da recaptação da serotonina no tratamento da depressão em
doentes idosos. Int Clin Psychopharmacology. 1998; 13: S49- 54.
Wilde MI, Benfield P. Fluoxetine. Uma revisão
farmacoeconómica da sua utilização na depressão.
Pharmacoeconomics.1998; 13: 543-561.
Tynan RJ, Weidenhofer J, Hinwood M, Cairns MJ, Day TA,
Walker FR. A comparative examination of the anti-inflammatory
effects of SSRI and SNRI antidepressants on LPS stimulated
microglia. Brain Behav Immun. 2012 Mar;26(3):469-79. doi:
10.1016/j.bbi.2011.12.011. Epub 2012 Jan 11.
Walker FR.A critical review of the mechanism of action for the
selective serotonin reuptake inhibitors: do these drugs possess
anti-inflammatory properties and how relevant is this in the
treatment of depression? Neuropharmacology. 2013;
67:304-17